AF319871

RÉFLEXIONS

SUR

L'URÉTROPLASTIE

NOUVELLE MÉTHODE D'AUTOPLASTIE

APPLIQUÉE AU TRAITEMENT DE L'HYPOSPADIAS

ET DES FISTULES URÉTRALES

CONSIDÉRATIONS NOUVELLES

SUR LE MODE DE CICATRISATION

ET SUR LE TRAITEMENT DE LA PLAIE

APRÈS L'URÉTROTOMIE EXTERNE

DANS QUELQUES RÉTRÉCISSEMENTS RÉPUTÉS INCURABLES

Par le Dʳ REYBARD

DE LYON

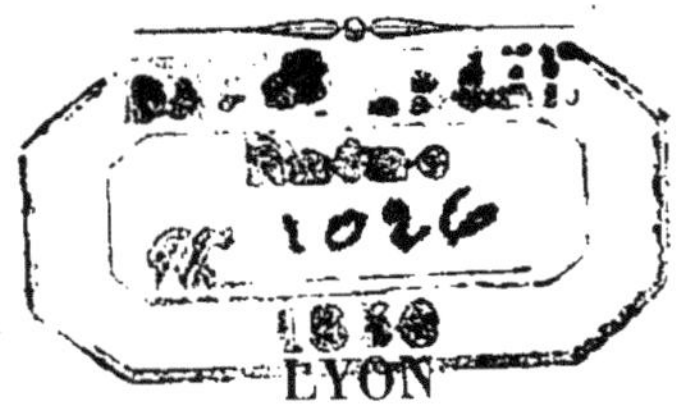

IMPRIMERIE D'AIMÉ VINGTRINIER

QUAI SAINT-ANTOINE, 36

—

1856

RÉFLEXIONS

SUR

L'URÉTROPLASTIE.

Il y a des fistules urinaires dans lesquelles le canal a éprouvé une perte de substance et dans lesquelles la peau du pénis du scrotum et du périnée a été détruite par mortification, dans une si grande étendue, qu'on ne peut plus la faire servir à la réparation des brèches, par les différents procédés de suture ; ce sont celles contre lesquelles on a essayé l'urétroplastie, opération par laquelle on répare le canal au moyen d'un lambeau emprunté aux parties voisines et au sujet de laquelle on ne saurait tracer de préceptes généraux, puisqu'on ne peut pas répondre de trouver deux cas absolument semblables.

Tous les principes de l'autoplastie en général ont été appliqués à ces sortes de lésion ; ainsi, on a employé la méthode de Celse, c'est-à-dire que, par des incisions pratiquées sur les côtés de l'urètre, on a cherché à mobiliser la peau, pour rapprocher plus franchement les bords de la solution de continuité. Dieffembach a fait plusieurs fois l'application de ce principe ; Delpech, A. Cooper, Earle, ont fait l'application de la méthode Indienne.

Parmi les obstacles qui, après l'étroitesse du canal, peuvent s'opposer à la guérison de ces lésions par l'urétroplastie, on a rapporté le peu d'épaisseur de la peau et du tissu cellulaire de ces régions, le dérangement qu'éprouve le travail de la cicatrisation, par les changements fréquents du volume de la verge pendant les alternatives d'érection et de flaccidité ; mais c'est surtout l'urine qui a été regardée comme le plus puissant obstacle à la réparation des brèches : aussi, a-t-on eu recours à plusieurs moyens pour préserver la plaie du contact de ce liquide : ainsi, on a placé une sonde à demeure dans la vessie et dans le canal, jusqu'à l'entière cicatrisation de la plaie ; mais comme cet instrument ne garantissait pas toujours celle-ci du contact de l'urine, et qu'il a été considéré, avec raison, comme un obstacle à la réunion, on a eu recours à un autre expédient pour obtenir le même résultat ; quelques auteurs, en effet, ont imaginé d'établir au périnée une voie artificielle pour l'écoulement temporaire de l'urine. C'est Dieffembach qui le premier a eu l'idée de cette opération ; M. Ségalas l'a érigée en précepte, mais M. Ricord le premier l'a mise en exécution avec un plein succès : il ne faut pas se dissimuler, dit le savant M. Malgaigne, que cette opération est d'une exécution très-difficile ; qu'elle ne guérit une fistule qu'en en procurant une autre : aussi, ajoute cet honorable professeur, vaudrait-il autant, dans ces cas, donner la préférence à la ponction de la vessie par l'hypogastre.

Quoique ces circonstances soient défavorables au succès de cette opération, elles ne constitueraient peut-être pas, à elles seules, un empêchement absolu : j'ai cru entrevoir une autre cause d'insuccès dans la non cicatrisation de la plaie de la portion du lambeau qui se trouve en rapport direct avec la brèche du canal : non seulement je crois qu'une cicatrice ne peut pas se former sur cette portion de plaie, mais je crois encore que la non cicatrisation de celles-ci doit être considérée comme un obstacle à la réunion complète du lambeau et peut-être comme une cause de sa destruction, si son agglutination était générale.

A. Une cicatrice ne me semble pas possible sur la plaie de cette portion de lambeau, parce qu'elle n'a pas un tissu primitif pour point de départ : j'ai déjà dit, en parlant des fausses routes (v. tr. pl. des rétr. , p. 272), que pour que les bords des plaies intérieures de l'urètre puissent se cicatriser isolément , il fallait que leur cicatrice prît naissance sur un tissu primitif, la membrane muqueuse de l'urètre , par exemple, et, qu'en dehors de cette condition, elle était impossible.

He bien ! il ne saurait en être autrement après l'urétroplastie , dans laquelle l'agglutination du lambeau serait générale ; en effet, après cette opération, la plaie de la portion du lambeau qui avoisine l'ouverture accidentelle de l'urètre devrait rester ulcéreuse , car elle n'a pas non plus un tissu primitif pour point de départ.

B. Mais en supposant qu'après cette opération , cette plaie puisse se recouvrir d'une cicatrice , et que celle-ci parte des bords de l'ouverture fistuleuse (ce qui ne serait pas impossible), on peut encore se demander si l'agglutination générale du lambeau pourrait se faire , tant elle est rare , et si dans ces cas elle ne serait pas empêchée par le contact habituel de la sonde et par l'urine : ne sait-on pas que, pour se cicatriser, une plaie ne doit pas être trop vivement irritée , ni enflammée : or, qui oserait soutenir que , dans ces cas , ce n'est pas l'inflammation qui , d'un côté , empêche l'agglutination générale du lambeau, et, de l'autre , sa cicatrisation au niveau de la brèche ?

Au reste , que ce soit l'une ou l'autre de ces deux causes, ou les deux ensemble, qui s'opposent à l'agglutination générale du lambeau , après l'autoplastie , il n'est pas moins avéré qu'elle est toujours incomplète : je peux dire , en effet , que dans toutes les opérations de cette espèce , que j'ai vu pratiquer, jamais le lambeau entraîné n'a contracté des adhérences générales sur la plaie pratiquée autour de l'ouverture fistuleuse , et n'en n'a amené d'emblée l'occlusion : je n'ai pas été plus heureux dans les autoplasties que j'ai pratiquées pour des anus contre nature. Dans tous ces cas, la réunion du lambeau a été incomplète , et une fistule a persisté après l'opération.

On va m'objecter, je le prévois, que je suis dans l'erreur,

en avançant que la plaie de la portion du lambeau, qui avoisine l'ouverture fistuleuse, ne peut pas se cicatriser, car, au contraire, on la trouve toujours recouverte d'une cicatrice dans les cas d'autoplastie où la réunion du lambeau a été incomplète.

Je répondrai à cette objection, en apparence fondée, que cette plaie se cicatrise, en effet, dans ces cas, mais qu'elle ne s'est cicatrisée que parce que la cicatrice a procédé de dehors en dedans, et qu'elle a pris naissance sur la peau de cette portion du lambeau dont la réunion ne s'est pas opérée.

Examine-t-on cette ouverture fistuleuse, on voit, en effet, qu'elle est cicatrisée, que ses bords sont fermés en partie par le lambeau et en partie par l'ancienne ouverture : cette fistule a-t-elle un peu de largeur, on peut même voir que la cicatrice, qui recouvre le lambeau au niveau de la brèche du canal, n'est réellement que la continuation de celle qui commence sur celui de ses bords qui ne s'est pas agglutiné.

En admettant, par la pensée, que la réunion du lambeau puisse s'agglutiner d'une manière générale, après ces opérations d'autoplastie, que deviendrait la plaie qui correspond à la fistule ? ou plutôt que deviendrait le lambeau rapporté, si cette plaie, ainsi que je l'ai avancé, ne pouvait pas se cicatriser ? ne serait-il pas possible que, comme toutes les plaies ulcéreuses, la suppuration n'usât et ne détruisît peu à peu la peau, et que celle-ci détruite, une fistule ne résultât de sa perforation ? Telle est ma crainte, et je dirai mon opinion : Or, si cette opinion était fondée (et je ne la crois pas dénuée de vraisemblance), il en résulterait que l'autoplastie, appliquée aux fistules urétrales, telle qu'on l'a pratiquée jusqu'à ce jour, ne serait, pour ainsi dire, pas une opération rationnelle.

Mais je veux admettre que, par cette opération, on ait obtenu l'oblitération de l'ouverture fistuleuse ; qu'une cicatrice se soit formée sur le lambeau, au niveau de cette ouverture, il resterait encore à examiner dans quel état se trouve le canal après cette restauration ; pense-t-on qu'elle lui a rendu son diamètre et la liberté de ses fonctions ? Telle n'est pas mon opinion : il est rare que la cicatrice ait autant d'étendue que les parois de l'urètre qui ont été détruites ; mais aurait-elle la même étendue, que n'ayant ni la souplesse, ni l'élasticité de ces dernières, le canal ne remplirait encore, que d'une manière imparfaite, les fonctions qui lui sont dévolues ; ainsi, après cette opération, dont le succès aurait été des plus heureux, on devrait, ce me semble, se trouver dans la nécessité de recourir à la dilatation, pour lutter contre la tendance que le canal aurait à se rétrécir, et contre la rétractilité de la cicatrice.

Ces réflexions s'appliquent spécialement à l'autoplastie qu'on a chargée de la restauration d'une grande portion du canal.

On voit, d'après ce qui précède, que non seulement l'urétroplastie doit réussir très-rarement, mais encore que, lorsqu'elle est couronnée de succès, le canal doit rester plus étroit et conserver une si grande tendance à la rétraction, qu'il n'est pas toujours possible de la surmonter par la dilatation.

C'est le peu de succès de ces opérations qui m'a engagé à rechercher un moyen de traitement plus simple et d'une efficacité moins problématique. J'espère avoir été assez heureux pour le trouver dans un procédé opératoire dont j'ai fait l'application à l'hypospadias dont je vais citer l'observation.

NOUVELLE MÉTHODE D'AUTOPLASTIE

APPLIQUÉE AU

TRAITEMENT DE L'HYPOSPADIAS

ET DES FISTULES URÉTRALES.

OBSERVATION D'HYPOSPADIAS.

Je n'ai pas eu à traiter des fistules urétrales avec perte de substance ; aussi n'ai-je pu leur appliquer ni l'urétroraphie , ni l'urétroplastie ; mais ayant fait une application heureuse d'une opération très-simple, laquelle se compose , en quelque sorte , des deux précédentes, pour un cas d'hypospadias , et ayant plus tard réfléchi que cette lésion n'était , en réalité , qu'une fistule urinaire de naissance , je me suis demandé si l'on ne pourrait pas appliquer cette opération aux fistules urétrales , et si même elle ne devait pas être préférée aux procédés ordinaires de traitement.

Voici le cas d'hypospadias dans lequel j'en ai fait l'application :

Le sieur Rigât, ouvrier mégissier, demeurant à Annonay, vint me consulter, en septembre 1834 , pour son fils de 14 ans , qui présentait sous la verge , vers sa partie moyenne , non pas une simple ouverture , en communication directe avec le canal de l'urètre , mais bien une véritable brèche de plus d'un centimètre de longueur. Dans cet endroit, le canal ressemblait à une gouttière, en avant et en arrière de laquelle se voyaient les orifices des deux portions de canal. Ces ouvertures n'avaient pas la même largeur. L'antérieure avait à peu près un tiers de moins que la postérieure : peut-être cette dernière ne présentait-elle plus de largeur, que par suite de l'habitude que le jeune homme avait prise, depuis de longues années, de transformer la gouttière urétrale en véritable canal, pour faire passer l'urine par le méat urinaire.

Pour opérer cette transformation, l'adolescent pinçait la peau de chaque côté de la gouttière, et la faisant glisser, il en formait deux plis dont il rapprochait les bords : en agissant ainsi, il transformait cette gouttière en véritable canal, que l'urine traversait, pour être rejetée par le méat. C'est sans doute à cette manœuvre, durant laquelle l'urine était retenue dans la portion de canal attenante à la vessie, qu'il faut attribuer la plus grande largeur de son orifice.

L'orifice de la portion prépuciale du canal ayant à peine trois millimètres de largeur, et ayant moins d'étendue que cette portion de canal n'en avait elle-même, je fus obligé d'en accroître le diamètre avant l'opération. Je l'aggrandis par incision avec le bistouri. La petite plaie fut conduite à cicatrisation, en écartant ses bords, soir et matin, avec une bougie de 7 millimètres . introduite par le méat.

Avant l'opération , et durant huit jours, je laissai à demeure une sonde dans la vessie , pour accoutumer cet organe , ainsi que l'urètre, au contact de cet instrument sur lequel je me proposais de faire cicatriser la plaie de la réparation. Durant ce traitement préparatoire, le jeune Régat suivit un régime doux , prit des bains et des boissons émollientes.

Je réfléchissais, depuis plus de quinze jours, sur l'espèce d'opération autoplastique que je devais pratiquer pour réparer cette brèche, lorsque la manœuvre que le malade employait pour faire passer l'urine par le méat urinaire, me suggéra l'idée de l'opération à laquelle je m'arrêtai et que je pratiquai le 22 octobre 1834, assisté de mon honorable confrère, le docteur Alléon d'Annonay,

Cette opération se composa de cinq temps , à savoir :

1º De l'introduction d'une sonde en gomme, par le méat, jusque dans la vessie ;

2° De l'action de plisser la peau , de ramener les plis sur la sonde , et de les fixer sur elle au moyen de la suture enchevillée ;

3° De l'avivement par l'incision du bord libre de chacun des plis de la peau et de l'excision d'une petite partie de celle-ci , aux extrémités de la gouttière ;

4° De la suture à surjet pour réunir directement la plaie provenant de l'incision des lambeaux ;

5° Incision de la peau sur le dos du pénis pour faciliter le rapprochement des lambeaux , ou plutôt pour diminuer leur tension.

A. Avant l'opération , j'introduisis dans la vessie une sonde en gomme d'environ cinq millimètres . soit pour servir de moule au canal que j'allais réparer , soit pour éconduire l'urine et préserver ainsi la plaie de son action durant sa cicatrisation.

B. La peau du pénis étant souple , mince, très-extensible et ayant beaucoup d'ampleur, je pus facilement la ramener avec les doigts sur la sonde , ou , ce qui équivaut, je pus, en lui faisant recouvrir celle-ci , transformer la gouttière urétrale en véritable canal.

Malgré la facilité avec laquelle je pouvais ramener la peau sur la sonde , cette opération aurait cependant offert de grandes difficultés , ainsi que je pus m'en assurer avant de la pratiquer ; je reconnus, en effet, en en simulant les manœuvres , qu'il serait impossible de fixer les lambeaux avec les doigts pendant leur avivement et pendant leur suture ; aussi eus-je l'idée de recourir à la suture enchevillée pour les immobiliser sur la sonde pendant ce temps de l'opération.

Avec cette suture que je pratiquai avec deux chevilles un peu aplaties, de deux centimètres et demi de longueur, sur environ deux millimètres de largeur , je parvins à les rapprocher et à les fixer comme je l'aurais fait en les saisissant dans le sens de leur longueur, avec une pince à pansement. Les anses de fil employées à cette suture furent assez serrées pour contenir solidement les parties sans les étrangler. Les fils furent arrêtés, non pas en les dédoublant et en les arrêtant par un double nœud sur la cheville, comme on le pratique ordinairement : je les arrêtai , au contraire , en les enroulant plusieurs fois autour du cylindre et par l'extrémité la plus rapprochée du point de suture. Au moyen de cette précaution , il me fut très-facile de relâcher la suture lorsque le gonflement des parties m'en fit pressentir la nécessité.

Je mis les plus grands soins à rapprocher les lambeaux et à ramener leur bord au même niveau , chose qui ne fut pas des plus faciles, surtout aux extrémités de la gouttière: là , en effet , je fus obligé d'exciser un peu de peau pour diminuer la saillie et l'épaisseur du bourrelet qu'elle formait dans ces endroits.

3me *temps*. — Après avoir fixé et ajusté les lambeaux, de façon que leur bord libre, qui se trouvait au même niveau, ne dépassait les chevilles que d'environ deux millimètres , je procédai à leur avivement. Celui-ci ne fut pas pratiqué par l'excision de leur bord, mais seulement par l'incision de ceux-ci, suivant leur longueur. Cette incision, qui fut faite avec des ciseaux droits et pointus et qu'on peut faire avec un bistouri, fut pratiquée un peu en dedans de chaque bord, c'est-à-dire par le côté qu'ils se touchaient. Pour exciser la peau aux extrémités de la gouttière, je fus obligé de desserrer alternativement les fils de la suture enchevillée.

Après cette opération , je me trouvai en possession de deux plaies , dont chacune se composait d'un double bord de la peau. Ces plaies avaient plus d'étendue que la peau n'avait d'épaisseur, parce qu'ayant fait l'incision en dedans, c'est-à-dire dans la partie profonde du sillon qui résulte de l'adossement des lambeaux, j'avais pu en agrandir la surface en dédoublant un peu le bord de ceux-ci.

4me *temps*. — Après avoir avivé les lambeaux, comme je viens de le dire, je procédai à la réunion de leur plaie. Ces plaies étant situées l'une à côté de l'autre et sur le même niveau , je pus aisément faire la suture à surjet et ne comprendre dans cette opération que la lèvre externe de chacune d'elles. Cette suture fut pratiquée avec une aiguille fine ordinaire et un fil très-fin. Les points de suture contournés en spirale furent convenablement serrés et très-rapprochés ; ainsi , j'en plaçai à peu près deux par chaque millimètre.

5me *temps*. — Comme après l'opération le pénis paraissait étranglé, je crus prudent de faire à la peau du pénis , sur la face dorsale , une incision d'environ trois centimètres de longueur. Cette incision fut immédiatement suivie d'un grand relâchement.

Si je me suis bien expliqué, on doit avoir compris que la suture enchevillée n'avait d'abord été pratiquée que pour aider et faciliter une opération qui aurait peut-être été impossible sans son secours ; ainsi devais-je l'enlever aussitôt après avoir achevé la suture à surjet ; mais ayant examiné la disposition des parties, il me vint dans l'idée de la conserver : nous reconnûmes bientôt, en effet, mon honorable confrère et moi, d'un côté qu'elle pourrait être nécessaire pour consolider la suture à surjet, et de l'autre qu'elle pourrait aussi suffire pour garantir la plaie du contact de l'urine, et dans ce cas remplacer avantageusement la sonde. La suture à surjet agissant sur des tissus très-minces, les fils auraient en effet pu déchirer les bords de la plaie et la réunion de celle-ci échouer complètement : ainsi de ce côté, la suture enchevillée nous ayant paru nécessaire comme suture de protection, nous la conservâmes. A son tour, cette suture étant placée entre le canal et la plaie, il ne nous fut pas moins facile de comprendre qu'elle pourrait préserver cette dernière du contact de l'urine ; ainsi , sous cet autre point de vue, la sonde étant reconnue inutile, nous la retirâmes.

Nous eûmes dans ce moment, je l'avoue, deux heureuses inspirations, car nos prévisions se réalisèrent en tout point. En effet, l'urine fut excrétée par le canal, sans baigner la plaie ni empêcher sa réunion , qui s'opéra par première intention en moins de huit jours et amena sans accident la restauration du canal.

Après l'opération, le pénis fut recouvert avec une compresse cératée et un plumasseau de charpie trempé dans un mélange d'eau blanche et d'eau de rose : même pansement tous les jours jusqu'au huitième. Le deuxième jour, les bords des lambeaux m'ayant paru un peu gonflés, je desserrai les fils de la suture enchevillée pour prévenir l'inflammation et la mortification des parties.

J'ai déjà dit que j'avais enroulé les fils autour des chevilles, au lieu de les nouer sur elles, afin d'avoir plus de facilité à les relâcher. J'avoue que cette précaution me facilita beaucoup cette petite opération.

Les sutures furent enlevées dans l'ordre suivant :

Le cinquième jour après l'opération, je coupai les fils de la suture à surjet avec la pointe de ciseaux fines et je les enlevai avec des pinces sans exercer de tiraillements sur les bords de la plaie. Trois jours plus tard j'enlevai les fils et les chevilles de la suture de protection.

En procédant ainsi, c'est-à-dire en enlevant la suture enchevillée la dernière, je donnai à la cicatrice qui réunissait les lambeaux le temps de se fortifier et aux petites plaies produites par les fils de la suture à surjet, celui de se cicatriser.

Pendant onze jours une des plaies faites aux lambeaux par un des fils de la suture enchevillée, resta fistuleuse et laissa passer quelques gouttes d'urine pendant la miction ; mais bientôt elle se cicatrisa et la restauration fut complète.

Cette opération qui, comme on le voit, est des plus simples, ayant été couronnée d'un plein succès, est bien propre ce me semble à encourager les praticiens à la tenter, dans les mêmes lésions et dans celles plus ou moins semblables, je veux dire les fistules urétrales avec perte de substance ; dans celles surtout de ces lésions qui sont les plus nombreuses, ou tous les tissus du périnée et du pénis n'ont pas été détruits par mortification et dans lesquels par conséquent l'urétroraphie pourrait être appliquée.

Cette opération n'est pas seulement remarquable par le

résultat quelle a fourni, elle est encore plus grosse d'intérêt par les réflexions pratiques qu'elle m'a suggérées ; aussi ne devait-elle pas rester ignorée ni perdue pour la science. Toutefois, l'avouerai-je, ce n'est que depuis que je me suis livré d'une manière sérieuse à l'étude des fistules urétrales à large ouverture cicatrisée et que j'ai réfléchi sur leur analogie avec l'hypospadias, que j'ai réellement eu la pensée de leur appliquer le même traitement. Jusque là, en effet, je n'avais vu d'original dans cette opération, pour ainsi dire de hazard, que l'association de deux sutures, dont l'une, la suture à surjet, avait eu pour but la réunion de la plaie des lambeaux, et dont l'autre, la suture enchevillée, avait servi à les rapprocher et à les tenir adossés, durant la cicatrisation de la plaie. Cette dernière suture avait aussi eu pour usage de garantir la plaie du contact de l'urine en l'isolant du canal.

L'analogie de ces lésions avec l'hypospadias est des plus grandes et très-facile à reconnaître ; en effet, soit que les fistules urétrales se présentent sous la forme d'une ouverture large et directe comme celle de la région pénienne, soit qu'elles aboutissent dans le canal par une ouverture d'une certaine longueur ou dont les bords ont une grande épaisseur, comme celle de la région périnéale, presque toujours cette ouverture est cicatrisée, c'est-à-dire tapissée par une cicatrice qui s'étend du périnée jusqu'au canal.

Le plus souvent aussi dans ces cas, la peau est saine et présente assez de souplesse et d'élasticité pour former deux plis, susceptibles d'être ramenés sur la sonde et de reconstituer le canal comme dans l'hypospadias dont je viens de parler.

Cependant comme les fistules n'ont souvent ni la même forme ni la même disposition, il peut arriver dans ces opérations qu'au lieu d'être reconstituées par la peau, les parois urétrales le soient en majeure partie par la cicatrice qui en tapisse les bords. Malgré cela, le résultat serait le même; car, quoique la cicatrice soit un tissu accidentellement formé , elle n'est pas moins propre à la restauration du canal que la peau elle-mème.

D'après la forme et la disposition de ces ouvertures accidentelles et celles des ouvertures de naissance , on voit que s'il n'y a pas identité entre elles , ces lésions ont du moins la plus grande analogie : pour moi cette analogie est telle que plus je réfléchis à l'hypospadias dont je viens rapporter l'observation, plus je reste convaincu que l'opération par laquelle je l'ai guéri peut être appliquée et est applicable aux fistules urétrales ; ou du moins plus je suis convaincu que ce principe de restauration est efficace, rationnel et doit être préféré aux procédés d'urétroraphie et d'urétroplastie dont se compose le traitement chirurgical de ces lésions.

Telle est l'analogie de ces lésions urétrales , que je crois qu'on peut indistinctement leur appliquer le mème procédé d'urétroplastie. Cependant je ne me dissimule pas que parmi les fistules urétrales , il doit s'en rencontrer un grand nombre dans lesquelles cette opération ne pourrait pas être faite de la même manière, et dans lesquelles par exemple, les deux procédés de suture que j'ai employés concurremment dans l'opération de l'hypospadias , ne pourraient pas être appliqués : il y a même des cas dans lesquels les bords de ces ouvertures urétrales sont si éloignés , que cette opération ne leur serait pas applicable. Il peut aussi s'en rencontrer dans lesquels la peau et la cicatrice qui forment leurs parois, n'offrent pas assez de souplesse et d'élasticité pour se prêter à leur rapprochement, ou pour former de chaque côté un pli assez étendu pour être ramené sur la sonde et refaire le canal de la manière qu'il a été reconstitué chez le jeune Rigat : telles sont certaines fistules périnéales et notamment celles qui se présentent sous la forme d'une gouttière profonde, allongée et évasée en forme de V renversé, au sommet de laquelle se voit l'orifice des deux portions du canal.

Cependant dans ces derniers cas il pourrait encore convenir de recourir à mon procédé d'autoplastie, dût-on employer un procédé d'avivement et de suture différent de ceux dont j'ai fait l'application à l'hypospadias.

Je n'ai pas la prétention de résoudre toutes les difficultés qu'on pourrait rencontrer dans cette opération, puisqu'il est très-rare de trouver des fistules qui se ressemblent exactement; il n'est même guère possible de déterminer l'opération qu'après l'inspection de la lésion, car la grandeur de son ouverture, sa situation, sa forme, sa direction, la disposition des tissus voisins et même la disposition générale de l'économie, peuvent apporter de nombreuses modifications au procédé opératoire à employer. C'est dans ces circonstances que le chirurgien habile sait trouver des ressources extraordinaires dans son intelligence et quelquefois dans son génie et résoudre des problèmes en apparence insolubles.

Mais quoiqu'il soit à peu près impossible d'indiquer d'avance le procédé opératoire à suivre dans beaucoup de ces cas, je vais cependant proposer, comme pouvant s'appliquer à un grand nombre de ces fistules urétrales, deux procédés de réunion peu usités et encore peu connus ; je veux parler 1º d'un procédé de réunion, par la suture épinglée en long, dont j'ai fait l'application aux déchirures recto-vaginales (v. *Gazette médicale de Lyon*, 30 avirl 1854) ; 2º d'un procédé de réunion, dit par adossement des surfaces saignantes. Dans cette opération que j'ai pratiquée avec succès dans les cas d'anus contre-nature, je fais deux lambeaux que j'adosse par leur côté saignant et que je contiens par la suture enchevillée, ou par un moyen unissant qui agit à la manière de cette suture.

Suture épinglée en long, appliquée à la restauration du canal dans les cas de fistules urinaires avec perte de substance, dans lesquelles on ne trouve pas assez de peau pour former deux lambeaux.

Parmi les fistules urétrales, il peut s'en rencontrer dont

la forme et la disposition de l'ouverture les fassent adjuger
à mon procédé de suture épinglée. Telles sont certaines
fistules périnéo-urétrales, profondes, en forme de gouttière,
ou évasées en forme de V renversé, dont les bords sont
très-élevés et très-écartés.

Telles sont surtout parmi ces dernières, celles dont les
bords en grande partie formés par un tissu de cicatrice,
n'ont ni assez de souplesse, ni assez d'élasticité pour former deux lambeaux susceptibles d'être rapprochés et adossés
l'un contre l'autre, par leur face saignante et contenus par
la suture enchevillée.

Dans ces fistules, on pratique l'avivement, en excisant la
peau sur une largeur de six à huit millimètres sur les
deux côtés de l'ouverture anormale. Cette excision est faite
à une grande distance du fond de cette ouverture, afin de
pouvoir conserver autant de peau et de cicatrice qu'il en
faut pour réparer en entier les parois du canal. L'avivement
peut encore être pratiqué par rugination.

Après cet avivement, on met en rapport les faces saignantes et on les contient par la suture épinglée en long.
Celle-ci est pratiquée avec quatre aiguilles, ou plutôt quatre épingles en acier, à tête un peu grosse, dont deux pour
chaque lèvre de la plaie. Ces épingles plus longues que la
plaie de trois à quatre centimètres sont enfoncées dans les
bords de la solution de continuité, non pas transversale-
ment, comme dans la suture épinglée ordinaire, mais suivant leur longueur et assez obliquement pour qu'étant en
place et ayant leur pointe tournée du même côté, la pointe
des épingles de droite puisse pour ainsi dire se croiser
avec la pointe des épingles de gauche, en s'enfonçant dans
le cylindre de caoutchouc.

Dans cette position la tête des épingles du côté droit, se
trouve au contraire éloignée de la tête de celles du côté gauche, d'environ trois centimètres.

Ainsi obliquement enfoncées dans les bords de la plaie
et arrêtées en même temps par leur pointe dans le cylindre
de caoutchouc, il est aisé de comprendre qu'en rappro-

**

chant la tête de ces épingles, on rapproche aussi les bords de ces solutions de continuité, suivant leur longueur : on les fait même se toucher et se presser par tous les points de leur surface, si bien qu'ils contractent des adhérences générales.

Dans cette suture, on devra nécessairement laisser la sonde à demeure dans le canal, pour donner issue à l'urine et préserver la plaie de son contact.

Réunion par adossement des surfaces saignantes à l'aide de la suture enchevillée et de la suture à surjet appliquée à la restauration de l'urètre, dans les fistules urétrales à large ouverture.

Cette opération pourra, je crois, trouver de nombreuses applications dans les fistules urétrales de toutes les régions du canal, dans lesquelles la peau qui n'a pas assez d'étendue, de laxité, de souplesse, pour former, en glissant sur elle-même, les deux plis que je lui ai fait faire dans l'opération de l'hypospadias, en présenterait cependant assez pour former lorsqu'elle est décollée sur les côtés de l'ouverture fistuleuse et à une assez grande distance du canal, deux lambeaux susceptibles d'être ramenés sur la sonde et d'être adossés par leur face saignante. Ces lambeaux, ainsi accollés, seraient contenus par la suture enchevillée, puis directement cousus par leur bord libre, au moyen de la suture à surjet.

Voici comment on procéderait à cette opération :

Je suppose que les deux orifices du canal sont larges et qu'il n'existe plus de rétrécissement, une sonde étant introduite dans la vessie, on fera dans toute la circonférence de l'ouverture anormale et à une assez grande distance du canal, une incision à la peau, pour que la portion de tégument et de cicatrice qu'elle circonscrit et dont elle trace les limites ait une étendue suffisante pour reconstituer, par son côté épidermique, la majeure partie des parois du canal. On pratiquera en un mot l'urétroplastie par décollement, telle que l'a décrite M. Velpeau (v. *Eléments de méd. opé.* t. Ier, p. 699). On dissèque successivement en effet la peau des deux côtés et dans une étendue d'environ un centimètre : ainsi disséquée et rendue mobile, la peau forme deux lambeaux qu'on entraîne sur la sonde et qu'on adosse par leur face saignante. Ceux-ci adossés, sont contenus par la suture enchevillée et de plus directement réunis par bord, au moyen de la suture à surjet.

Après l'opération, on pourrait retirer la sonde, parce que la suture enchevillée me paraît suffisante pour prévenir l'infiltration d'urine ; cependant si le malade n'en était pas incommodé, il vaudrait mieux la laisser en place jusqu'à entière cicatrisation.

Je n'ai pas eu l'occasion d'employer ce procédé d'autoplastie dans les fistules urétrales, mais comme j'ai fait une heureuse application de cette opération dans un cas d'anus contre-nature, je fonde sur lui les plus légitimes espérances dans le traitement des lésions urétrales.

Dans cette opération d'urétroplastie, on pourrait n'employer que la suture enchevillée. Dans ce cas, cette suture serait pratiquée avec des chevilles plus larges garnies d'éponge et recouvertes de baudruche. Ces chevilles ainsi matelassées auraient l'avantage de ne pas serrer et de ne pas irriter autant les lambeaux que les chevilles ordinaires, et de prévenir de la sorte leur mortification. On ne saurait prendre trop de précautions pour prévenir celle-ci ; car ainsi que l'a judicieusement remarqué M. Ricord, la structure et la finesse de la peau du pénis et des bourses la font beaucoup appréhender après ces opérations.

On pourrait avantageusement remplacer la suture enchevillée dans ces sortes de restauration, par un moyen unissant de la plus grande simplicité. C'est une pince élastique, à griffe et à vis, en forme de serre-fine, dont les deux branches sont rapprochées par un écrou, avec lequel on les serre à volonté. Cette pince qui agit absolument comme la suture enchevillée, a sur cette dernière l'avantage de pouvoir être serrée et desserrée avec encore plus de facilité qu'on en a à faire relâcher les fils de la suture enchevillée.

Pour pouvoir donner une idée du procédé autoplastique dont je viens de parler, j'ai figuré sur une poupée représentant tant bien que mal le pénis et les lésions urétrales, les sutures que j'ai fait servir à leur restauration.

Dans ces opérations d'autoplastie, on voit que les parois de l'urètre sont reconstituées en partie par la cicatrice et en partie par la peau ; ainsi je pourrais encore leur donner le nom d'urétroplastie épidermique. Toutefois, je ne me dissimule pas qu'on a procédé de tant de manière à la restauration du canal, soit dans ses lésions congéniales, soit dans ses lésions accidentelles, qu'il pourrait bien arriver qu'on eut déjà mis en pratique quelques-uns des principes de restauration et de suture que j'ai présentés comme nouveaux : s'il en était ainsi, j'en fais d'avance mes excuses à leurs auteurs et j'annonce que c'est avec plaisir que je leur en retournerai le mérite.

NOUVELLES CONSIDÉRATIONS

SUR LE MODE DE CICATRISATION

ET SUR LE TRAITEMENT DE LA PLAIE

APRÈS L'URÉTROTOMIE EXTERNE

DANS LES RÉTRÉCISSEMENTS INFRANCHISSABLES

DONT ON N'A PAS DIVISÉ LE CANALICULE.

———

Depuis que j'ai réfléchi sur le nouveau mode de restauration de l'urètre et sur les divers procédés d'urétrotomie, dont je viens de parler, depuis en un mot que je crois à la possibilité de reconstituer les parois de l'urètre, en faisant servir à cet usage la peau et les cicatrices, par leur côté épidermique, j'ai eu la pensée qu'on pourrait guérir, par l'urétrotomie externe, plusieurs rétrécissements infranchissables et jusqu'ici réputés incurables, en les amenant d'abord à l'état d'hypospadias et en traitant ensuite celui-ci par l'urétroplastie *épidermique*.

Mais y a-t-il des rétrécissements réellement infranchissables et parmi ceux-ci y en a-t-il qu'on ne puisse pas guérir par l'urétrotomie externe? A ces deux questions je réponds par l'affirmative.

A. — Il y a des rétrécissements infranchissables et on les rencontre pour ainsi dire tous parmi ceux qui laissent encore couler l'urine par le canal soit en partie, soit en totalité : sous ce rapport, je suis donc bien éloigné de partager l'opinion de M. Symes, d'Edimbourg : « J'affirme, dit cet auteur, qu'aucun rétrécissement n'est infranchissable, et que si une seule goutte d'urine peut sortir du canal, un conducteur de dimension suffisamment petite peut être introduit. De nombreux malades sont venus d'Ecosse, d'Angleterre, d'Irlande, des colonies réclamer mes soins et dans tous les cas j'ai été à même de passer un instrument, dès que j'avais pu constater qu'il n'existait pas de véritable imperméabilité; fort de mon expérience, je croyais qu'il était de mon devoir de donner à ce fait la plus grande publicité possible; mais j'ai été désolé de voir que les Sociétés et les journaux de médecine de Londres, loin d'admettre mon opinion, prétendaient que, quoiqu'il en put être dans d'autres localités, les cas observés à Londres offraient souvent l'état d'imperméabilité de l'urètre. Dans la supposition que les personnes qui s'étaient engagées dans cette discussion, seraient empressées de s'assurer de la vérité d'une question aussi pratique, j'offris de me charger, à l'hôpital d'Edimbourg et de Londres, du traitement de tout cas de rétrécissement regardé comme infranchissable, et d'en publier le résultat. Cette offre faite avec sincérité a été taxée de défi et de vanterie, ce qui ne m'empêche nullement d'y persister. »

Une pareille assertion est malheureusement trop souvent démentie par l'observation pour mériter qu'on s'y arrête : ainsi il reste avéré qu'il y a des rétrécissements infranchissables et qu'on les rencontre surtout dans la catégorie de ceux qui sont compliqués de fistules urétrales, d'engorgement et d'induration dans les tissus de l'urètre et du périnée et plus spécialement encore dans ceux qui sont compliqués de fausses routes.

B. — Parmi les rétrécissements infranchissables, il y en a qui sont incurables, ce sont ceux qu'on ne peut pas inciser complètement, ou dont on ne peut pas diviser le canalicule, en urétrotomisant de dehors en dedans.

S'il est vrai, ainsi que je l'ai démontré et qu'il est d'ailleurs raisonnable de le supposer, que l'urétrotomie externe ne peut opérer l'élargissement du canal qu'à la faveur de la cicatrice qui se forme sur la portion urétrale de la plaie, je peux d'avance annoncer que cette opération devra échouer la moitié du temps, parce que dans la moitié des cas, au moins, opérant sans guide, coupant à tâtons et pour ainsi dire au hasard, le rétrécissement n'étant pas divisé, une cicatrice ne peut pas se former sur cette solution de continuité : suivant moi, cette cicatrice n'est possible, après cette opération, que lorsque le rétrécissement a été exactement divisé, ou ce qui équivaut, que lorsque la plaie qui résulte de son incision communique directement dans le canal.

J'ai déjà dit, en parlant de la théorie de la cicatrisation des plaies de l'urètre, après l'urétrotomie interne, que la cicatrice au dépens de laquelle le canal était reconstitué après mon opération, avait besoin pour se faire, de trouver un point de départ dans un tissu primitif, ou ce qui revient au même, que celle-ci ne pouvait se faire que lorsque les bords internes de la plaie étaient en rapport avec la membrane muqueuse. Eh bien, il en est de même après l'urétrotomie externe, ainsi que je l'ai annoncé dans le mémoire adressé à la Société de chirurgie de Paris, mémoire dans lequel j'ai fait la comparaison de l'urétrotomie externe, avec l'urétrotomie interne.

Quoiqu'il soit aisé de comprendre que ce ne peut être qu'à la faveur d'un tissu de cicatrice que le canal est élargi, dans l'urétrotomie périnéale, et qu'il ne soit guère plus difficile de concevoir comment doit se cicatriser la plaie pour amener l'élargissement de ce conduit, il semblerait pourtant que les auteurs ont ignoré toutes ces particularités, car non seulement ils n'ont point parlé du mode de cicatrisation de cette plaie, mais plusieurs semblent même ne pas avoir soupçonné que ce fût à la faveur d'une cicatrice que le rétrécissement était détruit, tant ils ont attaché peu d'importance au traitement consécutif et ont mis peu d'intelligence dans le choix et dans le mode d'application des moyens avec lesquels on peut en favoriser le développement.

Cependant, pour peu qu'on veuille réfléchir, il est impossible de ne pas admettre, comme vraie, cette opinion. Pour moi, je ne saurais en admettre une autre ; car, quoi-

que je n'aie pas vu la cicatrice urétrale , après l'urétrotomie périnéale, je ne lui attribue pas moins l'élargissement
du canal, après cette opération , à cause de l'analogie que
je sais exister entre le mode de cicatrisation des plaies de
l'urétrotomie interne et celles de l'urétrotomie externe.
Cette analogie est telle , qu'il est impossible que l'élargissement du canal ne s'opère pas suivant le même mécanisme, après ces deux opérations ; or, comme la cicatrice
élargissante a été vue dans mes expériences urétrotomi-
ques sur les animaux, et qu'elle a été également observée
après l'urétrotomie par ma méthode , chez un malade qui
succomba, plusieurs mois après l'opération , j'ai la con-
viction que c'est aussi à la faveur d'une cicatrice , que le
canal doit être élargi, après l'urétrotomie externe.

Les auteurs qui font de cette dernière opération un
simple débridement des rétrécissements et qui la considè-
rent comme un moyen de venir en aide à la dilatation , me
semblent donc avoir commis une erreur des plus grandes.
Cette erreur , fort regrettable sans doute, a été commise
par M. Symes, le promoteur de l'urétrotomie externe, ainsi
qu'on peut s'en apercevoir en apportant un peu de ré-
flexion à la manière dont il a dirigé le traitement consécutif : pourrait-on, en effet, admettre que cet auteur ait eu
l'idée de guérir les rétrécissements, en élargissant le canal
à la faveur d'une cicatrice , lorsqu'après l'opération , on le
voit négliger tous les moyens propres à en favoriser le développement , et n'introduire par exemple dans ce conduit
qu'une petite sonde tous les dix à douze jours seulement ?
Évidemment, à l'aide de ce traitement, une cicatrice n'a
pas dû pouvoir s'établir sur chacun des bords de la portion
urétrale de la plaie. Ceux-ci certainement ont dû se réunir directement plus ou moins complètement, et, pour
moi, je ne mets pas en doute que M. Symes n'a fait de
l'urétrotomie périnéale qu'un moyen de débridement , et
que définitivement cette opération n'a dû constituer entre
ses mains qu'un traitement palliatif, plus ou moins semblable, ou du moins équivalent à celui qui résulte de mon

procédé de scarification auquel je n'associe pas la dilatation. (V. *Tr. pra. des rétré.* p. 338).

Je ne me serais pas permis de faire la critique du procédé de M. Symes, s'il n'avait pas proclamé et affirmé avoir guéri, d'une manière radicale et définitive, tous les malades qu'il dit avoir opérés et traités de la sorte. Ce n'est, en effet, que contre son traitement consécutif que je me suis récrié avec autant de force que de raison, et, je le répète, il m'a été facile, par le raisonnement et par induction, de démontrer dans le Mémoire où j'ai fait la comparaison des deux méthodes d'urétrotomie, que parmi les cent et tant d'opérés qu'il dit avoir guéris, pas un seul ne doit avoir obtenu le bénéfice d'une cure radicale, si, comme il l'a annoncé, il a employé chez tous le même traitement. Au reste, ce n'est pas ici vanterie de ma part, j'ose défier qu'on puisse recalibrer le canal en procédant de la sorte.

J'en ai assez dit sur cette question, pour faire comprendre que le canal ne doit réellement son élargissement après les opérations d'urétrotomie interne et externe qu'à la cicatrice qui se forme sur la plaie urétrale ; je reviens à la question par laquelle je dois terminer ce mémoire, c'est-à-dire que je vais faire connaître quels sont les rétrécissements infranchissables qui ne peuvent pas être amenés à guérison par l'urétrotomie externe et indiquer la cause qui s'oppose à leur guérison.

J'ai déjà annoncé que les rétrécissements infranchissables incurables étaient ceux dont on ne pouvait pas diviser le canalicule en procédant de dehors en dedans : j'ai aussi annoncé que leur guérison était rendue impossible, parce qu'une cicatrice ne pouvait pas se faire sur la portion urétrale de la plaie.

Pour mieux faire comprendre cette question, c'est-à-dire pour démontrer pourquoi, dans l'urétrotomie externe dans laquelle on n'a pas divisé le rétrécissement et dans laquelle pourtant on a ouvert le canal en avant et en arrière de l'obstacle, la plaie ne peut pas se cicatriser du côté du canal et être suivie de son élargissement, et pourquoi, au contraire, cette même plaie peut se recouvrir d'une cicatrice et celle-ci être suivie de l'élargissement de ce conduit, lorsqu'on a compris dans l'incision le canalicule de la coarctation, je crois qu'il est indispensable de faire d'abord connaître le mode de cicatrisation de cette dernière, c'est-à-dire de la plaie qui résulte de la division complète des tissus du périnée et de l'urètre : aussi commencerai-je par exposer le mode de cicatrisation de cette plaie, en ayant soin d'en indiquer d'abord la forme, immédiatement après l'opération, soit à l'état de vacuité, soit à l'état de dilatation du canal.

Examine-t-on la plaie à l'état de vacuité du canal, on voit qu'elle se présente sous la forme d'une fente plus ou moins semblable à celle d'une plaie profonde d'une autre partie du corps, mais qu'elle diffère de cette dernière parce qu'elle aboutit dans une cavité naturelle et qu'elle se compose par conséquent de deux faces qui ont chacune deux lèvres ; une lèvre interne en rapport avec la membrane muqueuse de l'urètre, et une lèvre externe ou périnéale, en rapport avec la peau. On remarque aussi que les faces de cette plaie sont en contiguité habituelle, qu'elles se touchent même assez immédiatement dans toute leur étendue, les cuisses étant rapprochées, pour qu'elles puissent se réunir par agglutination, soit par première, soit par seconde intention : or, dans ces cas, comme après l'urétrotomie interne, si la réunion de la plaie s'opérait de la sorte, rien ne serait changé dans la disposition vicieuse du canal ; le rétrécissement persisterait et l'opération serait sans résultat.

Examine-t-on au contraire la plaie à l'état de dilatation, ou lorsqu'on a introduit une grosse sonde dans le canal, ainsi qu'on le pratique ordinairement après cette opération, on remarque que dans la moitié de leur étendue, du côté de l'urètre, ses lèvres sont soulevées par la sonde et tenues écartées l'une de l'autre, tandis que du côté du périnée, elles ne cessent pas de se toucher, excepté peut-être lorsqu'elles sont gonflées et tuméfiées, comme après la cautérisation avec le fer rouge.

En réfléchissant à sa forme dans l'état de dilatation du canal, on comprend de suite que cette plaie ne doit pas se cicatriser de la même manière dans toutes ses parties : sa cicatrisation s'opère, en effet, d'après deux modes si différents, que je me suis cru obligé de voir deux plaies dans une seule, l'une périnéale et l'autre urétrale, se cicatrisant chacune à leur manière. Voici le mode de cicatrisation de chacune d'elles.

Cicatrisation de la plaie périnéale.

Avant de se réunir la plaie périnéale se gonfle, se tuméfie ; elle bourgeonne, elle suppure et ce n'est généralement que quinze ou vingt jours, plus ou moins, après l'opération que ses faces se réunissent en s'agglutinant par seconde intention. On croit assez communément que cette plaie se réunit par toute sa surface à la fois, mais on est dans l'erreur ; en effet, comme leur réunion ne s'opère que tardivement, on remarque qu'une cicatrice de plusieurs millimètres, plus ou moins, s'est déjà formée sur chacune de ses faces, du côté de la peau, et a diminué d'autant les points par lesquels ces surfaces doivent se réunir par agglutination : j'ai aussi remarqué que les bords de cette plaie ne se réunissaient pas en même temps par tous leurs points de contact. Leur agglutination se fait au contraire peu à peu, en commençant par les extrémités et en finissant dans le milieu, si bien qu'à la fin du traitement, lorsque la plaie est sur le point de se fermer, elle ne présente plus qu'une très-petite ouverture.

Mais l'agglutination de la portion urétrale de la plaie se trouve-t-elle accidentellement retardée, on voit la cicatrice qui se fait isolément sur ses bords, les recouvrir dans une plus grande étendue. Dans ces cas, leur agglutination ne peut plus se faire que par une petite partie de leur surface et par une cicatrice de peu d'épaisseur. Cette cicatrice obturatrice est quelquefois si mince qu'elle peut être déchirée par les urines, surtout lorsque retenues par le rétrécissement elles dilatent le canal dans cet endroit. Tel était le cas d'un malade urétrotomisé en mai 1856 par M. Baumers, chirurgien en chef désigné de l'Hôtel-Dieu de Lyon.

Dans quelques circonstances, lorsque la réunion de la plaie périnéale se trouve encore plus retardée, on voit la cicatrice qui se fait isolément sur ses bords, en recouvrir toute la surface et gagner même la plaie urétrale. Dans ces cas la solution de continuité se trouve transformée en fistule organisée, ou plutôt en une ouverture allongée, évasée en entonnoir, dont le sommet s'ouvre dans le canal en arrière du rétrécissement.

Il résulte de son mode de cicatrisation, que cette plaie fait perdre au périnée une partie de son épaisseur au niveau du canal et du rétrécissement et que sa ligne raphéale est transformée en une fente allongée plus ou moins profonde, laquelle résulte de la cicatrice qui s'est faite isolément sur les bords de la division. Écarte-t-on les bords de cette fente on lui donne la forme d'une véritable gouttière.

Tel est le mode de cicatrisation de la plaie périnéale, après l'urétrotomie externe durant le traitement consécutif généralement adopté : disons maintenant comment se cicatrise la plaie urétrale après la même opération, lorsqu'on en écarte les bords.

S'il est facile de suivre la marche de la cicatrisation de la première de ces solutions de continuité, il est au contraire impossible de voir comment se fait la cicatrice de celle de la seconde; néanmoins, d'après la forme que j'ai assignée à cette dernière à l'état de dilatation du canal, je peux en quelque sorte annoncer, lorsqu'on s'oppose à l'agglutination de ses bords, qu'une cicatrice doit forcément s'établir sur chacun d'eux, parce qu'elle trouve, du côté de l'urètre, un point de départ dans un tissu primitif, la membrane muqueuse qu'on a divisée en même temps que le rétrécissement. De cette membrane la cicatrice s'étend peu à peu sur les faces de la plaie, et elle en recouvre une étendue variable, suivant que celles-ci sont tenues écartées, pendant un temps plus ou moins long, et avec des sondes plus ou moins volumineuses.

Lorsque cette cicatrice est achevée, elle doit présenter à peu près la même forme et la même disposition que celle qui recouvre la plaie périnéale et sans doute aussi élargir le canal en formant de son côté une fente ou une gouttière à peu près semblable à la gouttière périnéale, qui est le résultat de la cicatrice qui a recouvert les bords de la plaie de cette région.

Si comme dans la plaie périnéale, la cicatrice ne doit commencer sur les bords de la portion urétrale qu'après que celle-ci a bourgeonné et suppuré à la manière des plaies ulcéreuse, ce n'est probablement aussi que beaucoup plus tard, c'est-à-dire quinze jours plus ou moins après l'opération, et lorsque les phénomènes inflammatoires se sont dissipés, que cette dernière peut commencer à se cicatriser.

Quoiqu'il soit presque impossible de savoir quand doit commencer cette cicatrice, combien de temps elle doit mettre à se former, et qu'il ne soit guère plus aisé de reconnaître lorsqu'elle est achevée, je peux cependant prédire qu'elle doit débuter beaucoup plus tard que celle de la plaie périnéale, qu'elle doit se faire plus lentement à cause de l'état de phlogose et d'induration qu'y entretiennent les corps étrangers introduits dans le canal. On pourrait même demander si une cicatrice est possible sur une plaie dans un état de surexcitation et d'engorgement? Je ne me chargerai pas de résoudre par l'affirmative une question aussi délicate et d'une aussi haute importance pratique; je me contenterai donc de faire remarquer que tous les malades opérés par l'urétrotomie externe, que j'ai eu l'occasion de voir, même peu de temps après l'opération, étaient encore atteints de rétrécissements, ce qui ferait présumer que la plaie urétrale peut ne pas se cicatriser, ou tout au moins que la cicatrice qui la recouvre a peu d'étendue, qu'elle est dure, épaisse et probablement rétractile.

Ainsi, si l'état de phlogose, d'engorgement et d'induration dans lequel se trouve la plaie n'est pas un obstacle absolu à sa cicatrisation, il doit du moins la retarder beaucoup et ne pas avoir une moins grande influence sur la production d'une cicatrice épaisse et rétractile.

J'ai déjà si longuement exposé toutes les questions qui se rattachent à la cicatrisation de la plaie urétrale et à la nature de la cicatrice dans mon Mémoire à la Société de chirurgie, que je ne saurais m'en occuper ici d'une manière plus étendue que je ne l'ai fait, sans encourir le reproche de le reproduire en entier. Je ne ferai donc plus que deux remarques à son sujet : la première, que la cicatrice qui se forme sur la plaie doit avoir peu d'étendue, beaucoup moins qu'on se l'imagine, en ayant égard à la plaie qui résulte d'une si grande incision ; la seconde, qu'elle se fait très-lentement et surtout beaucoup moins rapidement qu'on est disposé à le croire, et que sous ce rapport on a tort de s'imaginer qu'elle est achevée lorsque la plaie périnéale est cicatrisée, et surtout de cesser le traitement consécutif immédiatement après la cicatrice de cette dernière.

Tel est le mode de cicatrisation de la plaie urétrale et le mécanisme suivant lequel le canal est élargi après l'urétrotomie périnéale, lorsque dans l'opération on a divisé le canalicule du rétrécissement ; mais tel n'est pas son mode de cicatrisation, le traitement étant le même lorsqu'avec les tissus du périnée on n'a pas divisé entièrement le rétrécissement, ou bien encore lorsqu'avant ou après l'urétrotomie externe dans laquelle le rétrécissement a été divisé sur une sonde cannelée, la membrane muqueuse a été détruite par la cautérisation, dans une longueur à peu près égale à celle de l'incision périnéale.

Dans tous ces cas la plaie urétrale ne peut pas se cicatriser, parce que la cicatrice ne peut pas prendre naissance sur la muqueuse urétrale : aussi quoiqu'une sonde soit tenue à demeure dans le canal et que les bords de la plaie soient écartés, une cicatrice ne peut pas plus se former sur la suppuration n'ait pas amené la résolution de l'engorgement et de l'induration de ces parties et qu'elle n'ait pas fait cesser l'imperméabilité du canal.

Mais arriverait-il que le rétrécissement restât infranchissable après le premier temps de cette opération , qu'il ne serait guère possible de ne pas en diviser désormais le canalicule , en incisant dans la vraie direction du canal , parce que celui-ci a été rendu si superficiel par la première opération, qu'on le touche en quelque sorte directement, si même on ne le voit pas au fond de la première incision.

Mais je suppose qu'on ne puisse pas franchir le rétrécissement et en diviser le canalicule, dans ce second temps de l'opération, celle-ci n'en resterait pas moins encore parfaitement indiquée : on admettra bien en effet, en procédant à l'opération en deux temps, qu'il sera plus facile d'ouvrir le canal immédiatement derrière le rétrécissement, que si on la pratiquait en un seul temps, attendu, je le répète, que la première incision a déjà considérablement aminci les tissus du périnée et a pour ainsi dire laissé le canal à découvert.

Il devra être également beaucoup plus facile après le second temps de cette opération , de découvrir l'ouverture de la portion vésicale du canal et d'y introduire une sonde, que si on urétrotomisait en un seul temps.

Mais le plus grand avantage qui résulte de ce mode opératoire, tient au peu d'étendue que présente la plaie qui provient de l'incision du canal et à ce qu'elle peut rapidement se cicatriser sans crainte de voir survenir les accidents dont s'accompagnent l'inflammation et la suppuration de la grande plaie qu'on observe aprés l'urétrotomie ordinaire.

Après ce second temps de l'opération , on laisse cicatriser la plaie en tenant ses bords écartés , soit avec un dilatateur ou une sonde introduite par le méat, soit avec des mèches ou des tentes directement introduites dans la plaie.

Lorsque la cicatrice en a recouvert les bords jusque

dans le canal, le moment est venu d'oblitérer l'ouverture fistuleuse qui en résulte ; c'est alors que commence la restauration du canal par les procédés d'urétroraphie dont j'ai parlé et avec lesquels on termine la cure du rétrécissement.